ANESTHÉSIE LOCALE ET GÉNÉRALE

ANTISEPSIE

PROCÉDÉS GVILMETH (BREVETÉS)

Coryl
Coryl-méthylyle
Ipsilos
Ipsilène

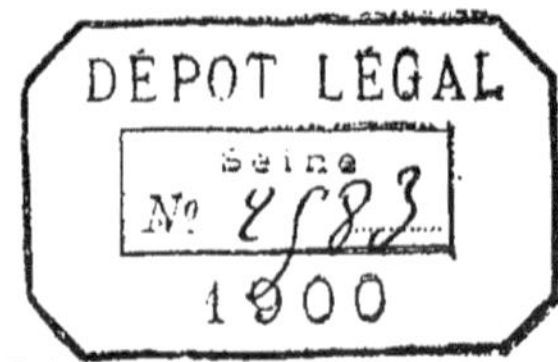

ANESTHÉSIE LOCALE ET GÉNÉRALE
ANTISEPSIE

Procédés GVILMETH (brevetés)

NOUVEAUX PRODUITS ET APPAREILS

pour l'ANESTHÉSIE et l'ANTISEPSIE

PAR LES

LIQUIDES VOLATILS

1° CORYL.............................	CORYLEUR.
2° CORYL MÉTHYLYLE...........	CORYLEUSE.
3° IPSILOS (Chlorure d'Éthyle).....	ÉTHYLEUSE. TUBE IPSILOS.
4° IPSILÈNE.........................	IPSILEUR. IPSILEUSE.

Depuis longtemps déjà on a préconisé l'emploi des liquides volatils pouvant servir en raison du froid produit par leur évaporation, soit comme calmants dans les cas de sciatiques, névralgies, etc.; soit comme agents anesthésiques locaux pour les opérations chirurgicales.

On a d'abord songé à utiliser le chlorure de méthyle dont le point d'ébullition est —22°, et les résultats obtenus ont démontré qu'on pouvait beaucoup attendre de l'emploi de ces produits. Malheureusement l'application du chlorure de méthyle présente de graves inconvénients, car elle occasionne souvent la production d'escharres.

Un praticien, M. Gvilmeth, qui eut l'occasion de constater plusieurs accidents de ce genre, chercha à y remédier en modifiant la composition du liquide employé.

Après de nombreuses recherches, il remarqua qu'en élevant

le point d'ébullition, les résultats étaient sensiblement modifiés, et à la suite d'experiences concluantes, il s'arrêta à un corps bouillant à 0° et qu'il nomma « *Coryl* » dont l'application ne présente aucun inconvénient.

CORYL-CORYLEUR. — Le « *Coryl* » est un mélange dans des proportions déterminées de chlorure d'éthyle et de chlorure de méthyle chimiquement purs et préparés spécialement avec les plus grands soins, en vue de leur destination.

Le liquide étant trouvé, l'attention de M. Gvilmeth se porta sur la construction des appareils propres à son emploi, et il lança alors le « *Coryleur* » qui, depuis 8 ans, est entre les mains de chirurgiens, de médecins et de dentistes, à leur entière satisfaction.

Le Coryleur est un tube de métal inoxydable à base de nickel, muni d'un robinet de précision permettant de régler à volonté l'émission du Coryl (voir *fig. 1*).

Tel quel, et sans aucune addition d'autre appareil, on peut obtenir la pulvérisation; cependant les résultats sont infiniment meilleurs si on y adapte le pulvérisateur (pièce 5 fig. 10) ou mieux encore l'aiguille pulvérisatrice (pièce 3 fig. 10). Enfin, pour avoir le jet absolument capillaire, on emploiera l'aiguille (pièce 3 fig. 10) et le tube de protection et de réserve (pièce 4 fig. 10) sur lequel se monte le pulvérisateur : on a ainsi le Coryleur simple complet.

Toutefois, cet appareil, parfait au point de vue du résultat obtenu, nécessite l'usage des deux mains pour son emploi; et nous y ajoutons l'obturateur (pièce 1 fig. 10) qui est une seconde fermeture et un bloc (pièce 2 fig. 10), on pourra ensuite monter sur l'extrémité de ce bloc les diverses pièces pour l'obtention d'un jet plus ou moins fin, comme nous l'avons dit plus haut, et manœuvrer l'appareil d'une seule main, ainsi que l'indique la fig. 10 qui représente le Coryleur complet pour médecin.

Pour l'application à l'art dentaire, on vissera sur le bloc non plus directement les pièces du pulvérisateur, mais bien un raccord moleté (pièce 3, fig. 14) sur lequel on adaptera le tube d'émission (pièce B, fig. 14). Sur ce tube d'émission, on pourra visser toutes les aiguilles de la fig. 14.

On voit par l'exposé ci-dessus, que toutes les pièces décrites ont leur utilité distincte mais que, suivant les cas, on pourra se passer de l'une ou l'autre.

Les coryleurs se font également à double orifice d'émission (fig. 24).

Nous donnons ci-dessous la liste des travaux publiés relatifs au Coryl et au Coryleur :

1° DANDOIS, *Étude sur l'Anesthésie locale (Revue Médicale)*, par E. Hubert, G. Varriest, E. Vannemann, L. Dandois et F. Denys, professeurs à la Faculté de Médecine de l'Université catholique de Louvain, 25 septembre-25 octobre 1892, pages 193-231.

2° LEBRUN, médecin légiste et MARTIN, chirurgiens à l'Hôpital de l'Infirmerie de Bruxelles *(Presse médicale belge)*, 11 décembre 1892.

3° J. D'ARGENT, chirurgien-dentiste de la Faculté de Médecine de Paris, Chef de Clinique à l'École dentaire de Paris *(Odontologie*, avril 1893, *Revue odontologique*, 1893)

4° DELAPIERRE, chirurgien-dentiste, Chef du service dentaire des Hôpitaux de Bruxelles, septembre 1893.

5° E. SAUVEZ, Thèse inaugurale *(Des meilleurs moyens d'anesthésie à employer en art dentaire.*Paris 1893. — N° 382).

6° TISON, médecin en chef de l'Hôpital Saint-Joseph *(Actualité médicale*, décembre 1893).

7° KIRMISSON, agrégé de la Faculté de médecine, chirurgien à l'Hôpital des Enfants-Assistés *(Revue d'Orthopédie)*.

8° TISON, Société de Médecine et de Chirurgie pratiques. *Séance du 14 Juin 1894*. M. de Beauvais, président.

9° T. E. KING, *Of the north of England odontologica Society*. Mars 1895.

10° BILLAULT, chirurgien en chef de l'Hôpital international de Paris, *Annales de Chirurgie et d'Orthopédie*, 1897.

11° BRUNEAU, *Guide pratique de l'extraction des dents à l'usage du médecin*, 1898-1899.

CORYL MÉTHYLYLE-CORYLEUSE. — La seconde série de nos appareils comporte les « *Coryleuses* » avec leurs accessoires.

Dans la construction de ces appareils, même de ceux décrits plus loin, l'inventeur a eu en vue deux choses : 1° éviter des frais aux praticiens en mettant ces appareils à leur disposition moyennant une légère redevance pour location ; 2° assurer le remplissage par la maison possédant seule l'outillage nécessair et par conséquent garantir au médecin la qualité du produit qu'il emploie.

Les Coryleuses sont destinées à recevoir un liquide volatil spécial, le « Coryl-méthylyle » qui remplace avantageusement le chlorure de méthyle dans toutes ses applications.

Ces appareils consistent en tubes divisés en deux compartiments : l'un contenant le Coryl-méthylylyle ; l'autre destiné à recevoir de l'eau chaude (25 à 30°) pour augmenter la force propulsive.

L'occlusion comporte une fermeture spéciale qu'on ne peut détruire utilement qu'au moyen des « *Éthyleurs perçoirs* ou des *Coryleurs perçoirs* ».

L'éthyleur est donc en quelque sorte la clef de l'appareil ; il consiste en une tige à vis qui s'enfonce dans la coryleuse, et se termine par un bout pulvérisateur ; la coryleuse avec l'éthyleur perçoir (telle que l'indique la fig. 26) peut servir, sans autre addition, comme on le fait des siphons de chlorure de méthyle ; on la refermera après l'application avec le bouchon (pièce 1 de la fig. 26).

Dans la fig. 30 la pièce A représente un éthyleur perçoir avec aiguille pulvérisatrice, et les n°s 1, 2, 3, de cette figure sont les tubes d'émission et aiguilles qui peuvent se monter sur l'appareil comme ils se montent sur le Coryleur.

Pour manœuvrer plus facilement l'appareil, on peut y adapter un bloc tout comme au Coryleur (fig. 34) et y monter ensuite les diverses aiguilles (fig. 34).

Mais après une application, la fermeture au moyen du simple bouchon ainsi que l'indique les figures désignées ci-dessus entraîne forcément une perte assez grande de liquide ; il sera facile de l'éviter en adaptant à l'éthyleur perçoir l'obturateur que nous avons déjà décrit à propos des Coryleurs (voir *fig. 42*).

On pourra aussi, pour faciliter la manœuvre de l'appareil, y adapter le bloc (fig. 46) sur lequel on pourra également visser le tube d'émission ou les aiguilles (fig. 50).

Enfin, l'éthyleur perçoir peut être avantageusement remplacé par le Coryleur rectiligne perçoir (pièce 1, fig. 46 et 50) qui est une véritable fermeture de sûreté.

Les Coryleuses sont remplies par nos soins et livrées en location, ce qui évite pour le praticien une dépense d'appareils; il lui suffit donc d'acquérir l'éthyleur et les accessoires qu'il désire y ajouter, ce qui ne l'entraîne qu'à peu de frais en considérant que ces appareils peuvent servir indéfiniment.

IPSILOS, ÉTHYLEUSE, TUBE IPSILOS.— La 3e série de nos appareils comprend les « *Éthyleuses* » et les « *Tubes ipsilos* ».

Ils sont destinés à l'application du Chlorure d'éthyle chimiquement pur et sont construits de façon à en tirer les meilleurs résultats au point de vue anesthésique, ce qu'on ne peut obtenir avec les appareils employés jusqu'à ce jour.

Il a été démontré en effet que l'anesthésie ne pouvait pas s'obtenir avec le Chlorure d'éthyle employé dans les appareils ordinaires; après quelques recherches, M. Gvilmeth constatait qu'au contraire, elle était complète en augmentant la température au moment de la pulvérisation, et par ce fait, la force propulsive. C'est ce qui l'amena à construire les Ethyleuses sur les mêmes principes que les Coryleuses, c'est-à-dire avec cloison étanche réservant une partie de l'appareil destiné à servir comme réservoir d'eau chaude.

Les figures 54, 58, 62, 68 montrent que les éthyleuses sont susceptibles de recevoir tous les accessoires décrits pour les coryleuses.

La seule différence provient de la nature du liquide employé.

La fig. 72 représente l'éthyleuse employée comme appareil d'anesthésie complète.

Les Tubes Ipsilos sont les petits appareils destinés aux applications en cas de névralgies ou douleurs (voir *fig. 78*).

Malgré leur prix peu élevé, leur construction soignée en fait un article sérieux pouvant même rendre des services au point de vue de l'anesthésie dentaire, comme l'indiquent les figures 80, 84, 88, 92 en y adaptant soit le Coryleur perçoir soit l'Ethyleur simplifié sur lequel vient se visser l'aiguille L (fig. 88-92).

La fig. 84 représente aussi le tube d'émission H et les aiguilles K, L, vissés sur le tube ipsilos au moyen du raccord.

IPSILÈNE, IPSILEUSE, IPSILEUR. — Enfin, les « Ipsileuses » (fig. 96), qui constituent la 4e série de nos appareils, sont destinées à nettoyer les plaies et à les antiseptiser au moyen de liquides volatils chargés de produits antiseptiques qui portent le nom d'Ipsilènes.

Ces appareils ont également donné d'excellents résultats pour l'oblitération des cavités osseuses.

Nous ne saurions mieux décrire l'importance de ces appareils au point de vue thérapeutique qu'en reproduisant ci-dessus les diverses communications dont ils ont déjà été l'objet :

SOCIÉTÉ DE MÉDECINE DE PARIS. — *Séance du 11 Février 1899*

Communication de M. le **Dr Paul COUDRAY** *relative à l'***antisepsie chirurgicale par propulsion d'agents divers (iodoforme, etc.) dans les plaies à l'aide du chlorure d'éthyle pur ou « Ipsilos » ; application de ce procédé pour l'oblitération des cavités osseuses.**

I. — ANTISEPSIE.

La découverte de ce procédé appartient à M. Gvilmeth, de même que le coryl et coryleur, connus depuis quelques années et que M. Joubert a fait entrer dans la pratique comme moyen d'anesthésie locale par congélation en méthylant le chlorure d'éthyle. Dans l'ordre d'idées qui va nous occuper, il ne s'agit pas d'un mélange, mais de chlorure d'étyle obtenu à l'état de pureté et désigné sous le nom d'*Ipsilos*, d'un mot grec qui signifié suprême, sublime. Au chlorure d'éthyle on mélange des substances antiseptiques variées, et, comme il bout à 10°, il suffit d'élever un peu sa température pour qu'il se transforme en gaz, véhiculant et projetant l'agent antiseptique avec d'autant plus de force que cette température est plus élevée.

De l'*appareil* en lui-même, je ne dirai que deux mots. Il a été présenté le 2 février dernier à la Société de Médecine et de Chirurgie pratiques par M. Triollet, qui est chargé d'assurer l'asepsie de tous les produits que j'emploie avec cet appareil. Il consiste : 1° en un cylindre entouré d'une boite métallique carrée, c'est l'*ipsileuse ;* 2° en une tige creuse vissée sur la pièce précédente, c'est l'appareil de pulvérisation ou *ipsileur*.

On peut, par le mélange d'une foule de produits avec le chlorure d'éthyle (iodoforme, salol, lysol, etc.), obtenir une variété infinie d'ipsilènes, mais je ne m'occuperai ici que de l'*ipsilène iodoformé*, dont je me suis à peu près exclusivement servi, et cela parce que jusqu'ici je ne connais pas d'agent meilleur ni plus maniable que l'iodoforme.

J'ai d'abord expérimenté la pulvérisation de l'iodoforme seul; j'y ai, d'une manière générale, renoncé à cause de l'odeur intense d'iodoforme renforcée par le fait de la pulvérisation. Faisant alors désodoriser l'iodoforme par un mélange avec l'eucalyptol, j'ai constaté, d'une manière évidente, que l'odeur produite, qui est surtout, au moment même, celle de l'eucalyptol, est tout à fait supportable, surtout si, l'appareil manié avec précision, on ne se livre pas à une pulvérisation prodigue en dehors de la plaie qu'on a à traiter.

Examinons maintenant le *fonctionnement* de l'appareil. Autour du cylindre, renfermant le chlorure d'éthyle, existe un compartiment étanche destiné à recevoir de l'eau portée à une température plus ou moins élevée ou de l'eau froide, suivant la force de propulsion qu'on désire obtenir.

On peut se servir simplement d'*eau froide*, à la température de 14° environ. Le chlorure d'éthyle bout à 10°, mais l'eau introduite perd peut-être 2 ou 3 degrés par son contact avec la boîte métallique, de telle sorte que la température réelle du chlorure d'étyle se rapproche beaucoup de son point d'ébullition; aussi la projection est faible. On obtient ainsi un assez bon lavage et un dépôt satisfaisant de l'agent antiseptique. Cette manière de faire conviendra aux plaies simples, dans les cas de trajets étroits et en particulier chez les malades pusillanimes pour qui la moindre sensation désagréable prend des proportions démesurées.

Mais lorsqu'on a affaire à des *plaies profondes*, à des trajets compliqués et anfractueux, il est nécessaire d'élever la température du chlorure d'étyle pour obtenir une propulsion plus forte.

Nous avons porté cette température à 50 et 55°, suivant les indications fournies par des travaux antérieurs sur le chlorure d'éthyle ipsilos, en particulier par M. d'Argent, professeur à l'Ecole dentaire de Paris et d'après lesquels on obtient une pulvérisation parfaite lorsqu'on emploie la température ci-dessus. Dans ces conditions, en effet, la pulvérisation est énergique, superbe, mais si si elle prête à une bonne anesthésie par congélation, elle provoque quelquefois dans les plaies des douleurs qui résultent en toute évidence de la trop grande pression du gaz. De plus, dans un cas, j'ai observé la congélation des bords d'un trajet, congélation toute passagère (30 à 50 secondes), comme celle qu'on obtient en maniant le chlorure d'éthyle seul, mais dans l'espèce sans utilité. J'ai donc renoncé, et très vite, à l'emploi des hautes températures et, partant, des fortes pressions.

D'ailleurs, j'ai acquis la conviction qu'une température de 20 à 25°, c'est-à-dire celle de l'eau à peine tiède, suffit pour obtenir une pulvérisation assez forte, et qu'on a ainsi l'avantage de se mettre à l'abri des inconvénients que je viens de signaler.

Je procède de la manière suivante :

De l'eau *à peine tiède* placée dans l'appareil autour du cylindre, les drains retirés de la plaie ou n'y étant pas encore placés, s'il s'agit d'une opération, j'introduis dans la plaie ou le trajet la canule aseptisée préalablement, puis cette canule est vissée fortement sur l'appareil pulvérisateur; pendant ce temps, la canule est maintenue vigoureusement de manière que sa pointe ne puisse blesser quelque bourgeon. Dans les cas où la plaie ou le trajet siègent dans une région d'accès facile, je visse tout d'abord la canule à l'appareil pulvérisateur et j'introduis la canule ainsi fixée. On met en mouvement l'appareil *ipsileur* et le gaz s'échappe avec son bruit spécial; c'est à ce bruit et au bouillonnement produit dans la plaie qu'on juge de l'action produite; une application de 5 à 6 secondes est en général suffisante pour obtenir l'effet désiré.

Or, quel est cet effet? Prenons par exemple une plaie simple ou superficielle. Beaucoup plus efficacement que ne le fait un lavage avec un liquide quelconque, le *gaz ipsilène* véhiculant l'iodoforme nettoie la plaie, balayant le moindre exsudat; puis, ce rôle mécanique terminé, il dépose son antiseptique en couche uniforme qui se fixe sur les parois de la plaie, y adhère et y pénètre même par le fait de la pression. La manière dont s'opère cette action est démontrée par l'expérience très simple que je fais devant vous : je projette sur une compresse la composition, l'ipsilène iodoformé. Vous voyez l'iodoforme se déposer presque immédiatement et adhérer d'une manière intime à la compresse, à la feuille de papier; dans vingt-quatre heures et beaucoup plus, le même fait d'adhérence intime persisterait.

A ce rôle mécanique de balayage des plaies par le *gaz ipsilène* s'ajoute évidemment un rôle chimique qui s'exerce en dissolvant les matières grasses et permettant peut-être ainsi la mise en liberté, le rejet du fond de certaines plaies ou trajets de productions inaptes à l'organisation.

C'est surtout, en effet, dans les plaies profondes ou trajets compliqués (hanche, colonne vertébrale) que le procédé trouvera son applition la plus importante. La formule qui consiste à dire en face d'un trajet fistuleux: opérez, allez à la recherche de la légion osseuse, quel que soit son siège, et détruisez la lésion, cette formule, dis-je, est simple et séduisante dans la conception, mais, en pratique, elle n'est pas toujours suivie de succés. En poursuivant un long trajet jusqu'à son origine vertébrale, par exemple, lorsque vous avez la chance d'arriver sur cette lésion, — ce qui parfois offre des difficultés, — vous faites un évidement vertébral plus ou moins complet, mais vous n'êtes pas sûr du tout d'avoir supprimé l'infection osseuse ; la région osseuse voisine du foyer carié, ramolli, que vous avez détruit, est infectée aussi à une certaine distance, et, malgré tous vos soins, une fistule persistera, sans compter encore les chances d'infection secondaire du trajet. Ces mêmes considérations s'appliquent au trajet fistuleux parfois complexes de la hanche ou de son voisinage. Sans doute nous avions déjà les solutions iodoformées et en particulier la glycérine iodoformée pour le traitement de ces trajets, mais le liquide n'y demeure pas ; on est étonné de la petite quantité qu'on arrive à introduire dans de très grands trajets; cela explique comment ce moyen d'imprégnation antiseptique — que j'ai largement utilisé pendant de longues années — n'a pas aussi grande efficacité qu'on serait tenté de croire tout d'abord.

Mettons notre *ipsilène iodoformé* dans un trajet ou une plaie aboutissant à un os profond. Comme nous l'avons déjà indiqué, il balayera tout d'abord les exsudats non organisés, les parcelles ou membranes nécrotiques variées, source d'infections. J'ai vu ce fait particulièrement évident dans deux cas : dans le premier il s'agissait d'une grande cavité de l'extrémité inférieure du fémur, dans l'autre de trajets aboutissant à un tibia ostéomyélitique. L'ipsilène a détaché et chassé de petites membranes ou produits nécrotiques sur lesquelles les lavages ordinaires au sublimé ou à l'acide phénique n'avaient eu aucune action. Ce balayage effectué, la canule placée au fond du trajet ou de la plaie projettera l'agent antiseptique sur le foyer osseux, qui en sera fortement imprégné. L'action est continuée pendant qu'on retire progressivement la canule, et ainsi les parois de la plaie reçoivent à leur tour la pulvérisation iodoformée.

Je suis d'avis de toujours placer dans ces sortes de plaies ou de trajets de *gros drains*, de manière à éviter le rétrécissement trop rapide de l'orifice cutané ; les drains se défendent, en effet, beaucoup mieux que la gaze iodoformée contre les empiétements du bourgeonnement périphérique. Puis ces drains placés et reposant sur une pellicule iodoformée, j'introduis une nouvelle canule dans leur calibre pour les imprégner aussi de l'agent antiseptique, ce qui ne les oblitère en aucune manière.

D'après ce que je viens de dire, il semble que j'aie substitué complètement au lavage classique des plaies par liquides la pulvérisation dont je viens de parler. Dans la majorité des cas ce lavage-balayage suffit et je n'ai recours aux lavages ordinaires préalables que lorsque la plaie infectée fournit une assez grande quantité de pus.

Les plaies ainsi traitées *réactionnent* de la manière suivante : par le fait de l'irritation produite à la fois par l'agent chimique et réfrigérant, on note un aspect plus franchement rouge, une hypergranulation et en même temps une hypersécrétion surtout séreuse ; voilà ce qu'on observe au pansement et quelquefois aux deux ou trois pansements suivants ; mais très vite cette sécrétion diminue et se tarit.

Ce procédé de pulvérisation qui exalte évidemment le pouvoir antiseptique de l'iodoforme par l'état d'extrême ténuité sous lequel cet agent est projeté (ce qui est dû à son mélange avec l'eucalyptol), ce procédé, dis-je, expose-t-il à l'intoxication ? Je n'en ai observé aucun exemple dans les applications assez nombreuses que j'ai faites, et cela tient à ce que, en réalité, l'iodoforme est pulvérisé en pellicules extrêmement minces et qu'on a les plus grandes chances d'éviter cet ennui en employant les solutions à 5 pour 100, ce qui me semble très suffisant pour une bonne antisepsie. Il va sans dire que si l'on avait affaire à une vaste surface d'absorption, il serait bon de diminuer encore le titre des solutions, mais ces considérations n'ont rien de très spécial au procédé en question.

Ce que j'ai observé deux fois, c'est un phénomène d'absorption très rapide, presque instantanée, de l'eucalyptol, se manifestant par un goût désagréable dans la bouche, et persistant chez un malade pendant deux jours avec inappétence. Chez ces deux malades qui avaient reçu une pulvérisation avec pression forte et la dose de 15 pour 100 d'eucalyptol et d'iodoforme, j'ai réduit le titre du mélange de ces deux agents à 5 grammes chacun, et le phénomène — qui est d'ailleurs bien connu — ne s'est pas reproduit.

J'en ai fini avec ce qui a trait à l'antisepsie par l'ipsilène iodoformé, dont les *indications* me semblent être : toutes les plaies infectées, toutes les plaies ou trajets en rapport avec des lésions osseuses de nature et d'origine infectieuse, qu'il s'agisse de plaies opératoires ou de vieux trajets. Ainsi qu'on l'a facilement compris, je n'ai nullement la prétention de vouloir appliquer le procédé en question au traitement des plaies aseptiques ou à réunion immédiate.

II. — Oblitération des cavités osseuses.

En possession du procédé de pulvérisation des antiseptiques dont il vient d'être question, et après en avoir longuement étudié le maniement, j'ai pensé qu'en projetant par ce procédé dans une cavité osseuse préalablement aseptisée — aussi bien que possible — une substance osseuse de composition similaire à celle des os normaux, il ne serait pas impossible de combler cette cavité. Comme il est juste de rendre à chacun ce qui lui est dû, je dois dire que cette idée m'a semblé tout à fait réalisable à la suite d'une conversation que j'ai eue avec M. Gvilmeth.

Toujours à la recherche de quelque découverte et sans savoir d'ailleurs où ses expériences pouvaient le conduire (car il n'est ni physiologiste, ni médecin), le très ingénieux M. Gvilmeth m'a affirmé avoir provoqué des fractures chez des animaux et projeté avec son procédé de la substance osseuse sur les fragments ; or, cette substance osseuse n'avait pas été rejetée, elle aurait fait corps avec les fragments et contribué à former un cal vigoureux. Il y a là, à n'en pas douter, des données très importantes qui pourront susciter des expériences utiles ; mais je reviens à mon sujet. J'avais précisément parmi mes malades un garçon porteur d'une grande cavité de l'extrémité inférieure du fémur ; cette cavité se trouvait en état d'aussi bonne asepsie que possible et je ne pouvais raisonnablement pas faire attendre pendant deux ou trois mois à ce malheureux garçon les résultats d'expériences rigoureuses, alors que j'avais peut-être entre les mains le moyen de le guérir rapidement.

Mais, avant tout, il me sembla que si l'on voulait avoir les plus grandes chances de succès, il fallait procéder par applications successives de la composition (phosphate et carbonate de chaux) et non pas introduire en une seule fois l'*ipsilène osseux*. En adoptant la première manière de faire, on pouvait éviter plus facilement le rejet, l'élimination complète du produit au cas où l'asepsie de la cavité n'aurait pas été suffisante. Le résultat a dépassé, je dois le dire, mes espérances. Mais n'anticipons pas.

Voici le cas résumé. Il s'agit d'une énorme cavité de l'extrémité inférieure du fémur gauche chez un garçon de 21 ans qui présenta les signes aigus de l'ostéomyélite il y a dix ans. On ouvrit à cette époque l'abcès sous-périostique seulement, suivant une déplorable pratique née de l'ignorance de la maladie, et pendant les années suivantes se déroulèrent les accidents réguliers de l'ostéomyélite prolongée dont Lannelongue et Comby ont tracé le magistral tableau : abcès, fistules, etc. A deux reprises, j'ai ouvert le canal médullaire, qui était le siège de l'infection, et, devant un nouveau retour des accidents : abcès dans la cicatrice externe, à plusieurs centimètres au-dessus du condyle, je faisais, le 24 novembre 1898, une nouvelle opération : ouverture du canal médullaire au niveau d'un cloaque ; brèche de 3 à 4 centimètres de long sur 1 centimètre 1/2 environ de large, de manière à pouvoir explorer la cavité et enlever les séquestres que je supposais exister. La sonde cannelée indique une cavité haute de 10 centimètres au moins, se dirigeant du côté de l'épiphyse, dans laquelle elle semble en partie creusée, bien que dans sa plus grande étendue elle soit diaphysaire, occupant le canal médullaire. Pas de séquestres, mais fongosités infectées assez abondantes, et entourées par un tissu spongieux, ramolli et infecté lui-même. Ablation de tous ces produits avec la grande curette. Les parois de la cavité sont partout maintenant constituées par du tissu dur, compact. Drains et gaze iodoformée.

Le 6 janvier, la cavité encore très grande, mais tapissée d'un bon bourgeonnement, je fais un pansement avec l'*ipsilène iodoformé*, puis, le 10, un second pansement semblable. Le second pansement enlevé, le 13, je constate que la sécrétion de la plaie a considérablement diminué, bien que deux gros drains y pénètrent encore très profondément.

Le 13 janvier donc, procédant comme pour la pulvérisation iodoformée, je fais la première application d'*ipsilène osseux*. Voici ce qui s'est passé :

Comme vous le voyez par une propulsion sur cette compresse, la composition véhiculée par le gaz s'est déposée à la surface de la plaie, sous forme de bouillie grisâtre devenant presque immédiatement solide ; les drains ont été remis avec grand soin.

Le 20, le pansement renferme une légère sécrétion séreuse, mais en somme la plaie ne présente qu'une très minime réaction : deuxième et faible pulvérisation.

Le 27 janvier et le 4 février, troisième et quatrième pulvérisations. A cette dernière date, il ne reste qu'un petit drain s'enfonçant à peine dans l'orifice osseux, et la sonde cannelée maniée avec la plus grande précaution ne pénètre pas au delà. Suintement séro-sanguin presque nul dans le pansement et provenant d'un bourgeon superficiel.

La cavité paraît donc oblitérée. J'ai fait radiographier les deux membres, et l'on voit que le fémur, à part l'hypérostose qui existe du côté malade, paraît homogène d'un côté comme de l'autre.

Je viens de revoir mon malade ; je crois que la cavité est réellement comblée ; j'ai néanmoins poussé au niveau de l'orifice osseux une dernière pulvérisation qui sans doute va oblitérer cet orifice lui-même,

Je me contente de signaler ce fait, dont je donnerai le résultat définitif, et je me mets aussi en devoir d'en compléter la démonstration par des expériences sur les animaux. Il faut, en effet, savoir, dans l'hypothèse d'une réelle oblitération, comment agit l'*ipsilène osseux*. Je ne crois pas à un simple effet mécanique, mais dans une certaine mesure à une absorption de la composition stimulant la fonction ostéogène de l'os resté sain.

CONGRÈS INTERNATIONAL D'OTOLOGIE

(Londres, août 1899)

Communication de M. le **Dr E. MENIÈRE,** *Chirurgien en chef de la Clinique Otologique de l'Institution des Sourds-Muets, du Dispensaire Furtado-Heine, etc., relative au* **Traitement des Suppurations chroniques de l'Attique.**

La thérapeutique des perforations de la membrane de Schrapnell avec suppuration chronique de la coupole, et carie de tout ou partie des osselets, est entrée dans une voie nouvelle depuis un certain nombre d'années.

Je ne veux pas faire ici l'historique des divers procédés opératoires mis en avant, pour arriver à tarir cette suppuration localisée dans l'attique.

A mon sens, les indications sont formelles. et en face d'un état chronique persistant, il est reconnu par les otologistes que l'intervention opératoire donne des succès plus complets et plus rapides que toute autre méthode.

Dans les hôpitaux et dans les cliniques spéciales, il est assez facile de faire comprendre aux malades affectés de carie des osselets et de suppuration de l'attique, avec perforation de la membrane de Schrapnell, l'utilité, ou plutôt la nécessité d'une intervention qui, seule, peut les guérir à tout jamais, dans la majorité des cas.

Il n'en est plus de même pour les malades de la clientèle particuculière. Ceux-ci ne ressentant aucune douleur, aucune gêne, et ne pouvant même pas constater un écoulement dans le conduit, sont réfractaires, généralement, à toute intervention opératoire. Ils la regardent comme hors de proportion avec leur état de maladie, et la mettent sur le compte de la *manie opératoire* tant reprochée.

Dans ces conditions, il est urgent d'essayer un traitement actif. Je n'énumérerai pas tous les médicaments employés, toutes les méthodes mises en œuvre. Un caustique énergique, le chlorure de zinc à saturation, est celui qui m'a donné les meilleurs résultats, toutefois bien aléatoires.

Dans ces derniers temps le hasard m'a fait employer une médication nouvelle. Au mois d'avril dernier, j'ai communiqué à la Société d'Otologie de Paris l'observation d'un cas de périostite chronique du conduit auditif externe, guérie en 4 séances par les pulvérisations d'ipsilène iodoformé.

Il m'est venu à l'idée d'employer ces pulvérisations dans les suppurations chroniques de l'attique, en me servant de la canule de Hartmann.

L'ipsilène iodoformé est un chlorure d'éthyle obtenu par un procédé spécial, et tenant en suspension de l'iodoforme.

J'ai soumis à cette médication deux malades, un jeune homme de 22 ans, cachectique, de mauvaise santé, affecté de carie des osselets et de suppuration de l'attique depuis 7 ans; puis, un homme de 35 ans affecté de même maladie remontant à plus de 5 ans. Tous deux ont été soignés longtemps par divers procédés, sans effets.

Le premier malade a éprouvé une amélioration très nette après 4 pulvérisations, et je suis convaincu qu'il guérira.

Le deuxième a été soumis à 5 pulvérisations, et son état est excellent. La coupole autrefois remplie de pus s'écoulant par la perforation, est presque complètement sèche. Sa guérison est prochaine.

J'attribue ces bons résultats à l'imprégnation très vive des tissus malades, par ce petit jet d'ipsilène iodoformé, s'introduisant dans les moindres anfractuosités et favorisant la cicatrisation.

L'appareil pulvérisateur permet de modérer à volonté la force de projection.

Je signale un léger inconvénient, c'est un petit sentiment de vertige qui suit la première et la deuxième pulvérisations, mais qui disparaît vite. Il est bon du reste de tâter la susceptibilité particulière du malade.

Me basant sur les deux faits observés, je crois que cette médication pourra rendre de réels services aux sujets atteints d'affection chronique de l'attique, lorsqu'ils sont absolument réfractaires à toute intervention chirurgicale.

SOCIÉTÉ DE CHIRURGIE DE PARIS

Séance du 29 Novembre 1899

Communication de M. le Dr **KIRMISSON**, *Chirurgien de l'Hôpital Trousseau, relative à la* **Résection dans la Coxalgie.**

Je ne veux parler, à propos de la communication de M. Nélaton, que de la coxalgie des enfants, comme l'a fait M. Félizet.

Il y a deux ans, j'étais déjà partisan de la conservation la plus large dans la tuberculose osseuse et articulaire des enfants. Ceux-ci n'ont pas à économiser le temps comme l'adulte. Les enfants ont une tendance particulière à réparer leurs lésions, et les lésions les plus étendues, voyez le mal de Pott, peuvent se réparer. La diffusion, la généralisation de la tuberculose est beaucoup moins à craindre chez l'enfant que chez l'adulte. Il ne meurt pas de tuberculose pulmonaire ou du moins très rarement.

Nous connaissons aussi la valeur considérable de l'iodoforme dans les abcès; injecté en solution dans l'éther quand la peau est saine, n'est pas rouge, il est presque un spécifique et, dans un nombre considérable de faits, donne la guérison. Même quand il y a des fistules, avec des pansements propres, le drainage, l'ignipuncture on peut obtenir la cicatrisation. L'ipsileur qui pulvérise et transporte, par les essences de chlorure d'éthyle, l'iodoforme dans les trajets, iront aussi à notre aide. C'est au Dr Coudray que l'on doit les merveilleux résultats que j'ai obtenus avec l'ipsileur dans mon service.

En 1898 et 1899, sur 142 cas de tuberculose articulaire traitée dans mon service, je compte 7 morts, presque toutes parmi les coxalgiques, 5 sur 7, et j'ai traité 47 cas de coxalgies.

SOCIÉTÉ DE CHIRURGIE DE PARIS

Séance du 30 Mai 1900

Présentation d'Instruments, *par M. le* Dr KIRMISSON

IPSILEUR

J'ai l'honneur de présenter à la Société, au nom de M. Gvilmeth, l'appareil qu'il a imaginé sous le nom d'*ipsileur* et qui sert à projeter des substances antiseptiques dans les trajets fistuleux, de manière à les désinfecter. Cet appareil se compose de deux parties :

1° Un réservoir contenant du chlorure d'éthyle mélangé à diverses substances antiseptiques (iodoforme, salol, traumatol, etc.); 2° un tube qui sert à la propulsion de ces substances et auquel on adapte des tuyaux de caoutchouc et des canules de formes variées. Il suffit de faire tourner de gauche à droite le tube sur le réservoir pour que la communication s'établisse entre eux, et alors le chlorure d'éthyle, porté à une température de 28 à 30 degrés, à l'aide d'eau tiède introduite dans la petite caisse qui couronne le réservoir, s'échappe en gaz doué d'une certaine pression, suffisante pour balayer des plaies le pus et les corps étrangers, source d'infection. Comme ce nettoyage se fait par l'intermédiaire de drains, ceux-ci se trouvent aussi antiseptisés par l'iodoforme, qui se dépose instantanément en couche très fine dans leur calibre.

Déjà, à propos de la discussion sur le traitement de la coxalgie, en decembre dernier, j'ai fait allusion à cet appareil, qui m'a été présenté par M. Coudray et qui est mis constamment en usage dans mon service pour la désinfection des trajets fistuleux de la coxalgie, du mal de Pott et des tuberculoses osseuses et articulaires en général. Les résultats obtenus me paraissent très satisfaisants et je considère cet appareil comme un adjuvant utile dans le traitement conservateur des tuberculoses osseuses et articulaires, auquel je reste plus attaché que jamais.

M. Paul Reynier. — J'ai plusieurs fois fait usage de l'appareil de M. Gvilmeth, et comme M. Kirmisson, je suis heureux de venir ici vous le recommander. Grâce à cette adjonction de substances antiseptiques au chlorure d'éthyle, on peut, comme le fait remarquer M. Kirmisson, tapisser les cavités les plus anfractueuses, sur toutes leurs surfaces, de ces substances antiseptiques. Je me suis servi surtout de l'appareil de M. Gvilmeth dans les trépanations de la mastoïde et les opérations de Stacke, et je n'ai eu dans ces cas qu'à me louer des résultats obtenus. J'ai pu ainsi arriver à tarir des suppurations, qui avaient résisté à tous les traitements antérieurs.

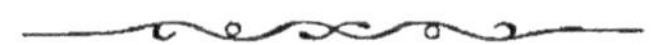

Tous les appareils énumérés ci-dessus sont construits sous la surveillance directe de M. Gvilmeth et pour le compte de la *Pharmacie Centrale de France*, qui en a l'exploitation exclusive et à laquelle on pourra s'adresser pour toute demande de renseignements ou démonstration.

PHARMACIE CENTRALE DE FRANCE.

Société en Commandite au Capital de **Dix Millions de Francs.**

CH. BUCHET ET CIE

Successeurs de Menier, Dorvault, Genevoix et Cie,

2 1, *Rue des Nonnains-d'Hyères.*

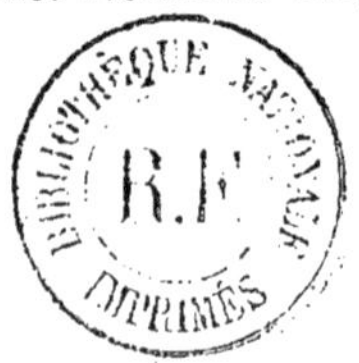

89837 — Imp. Maulde, Doumenc et Ce, 144, rue de Rivoli. Paris.

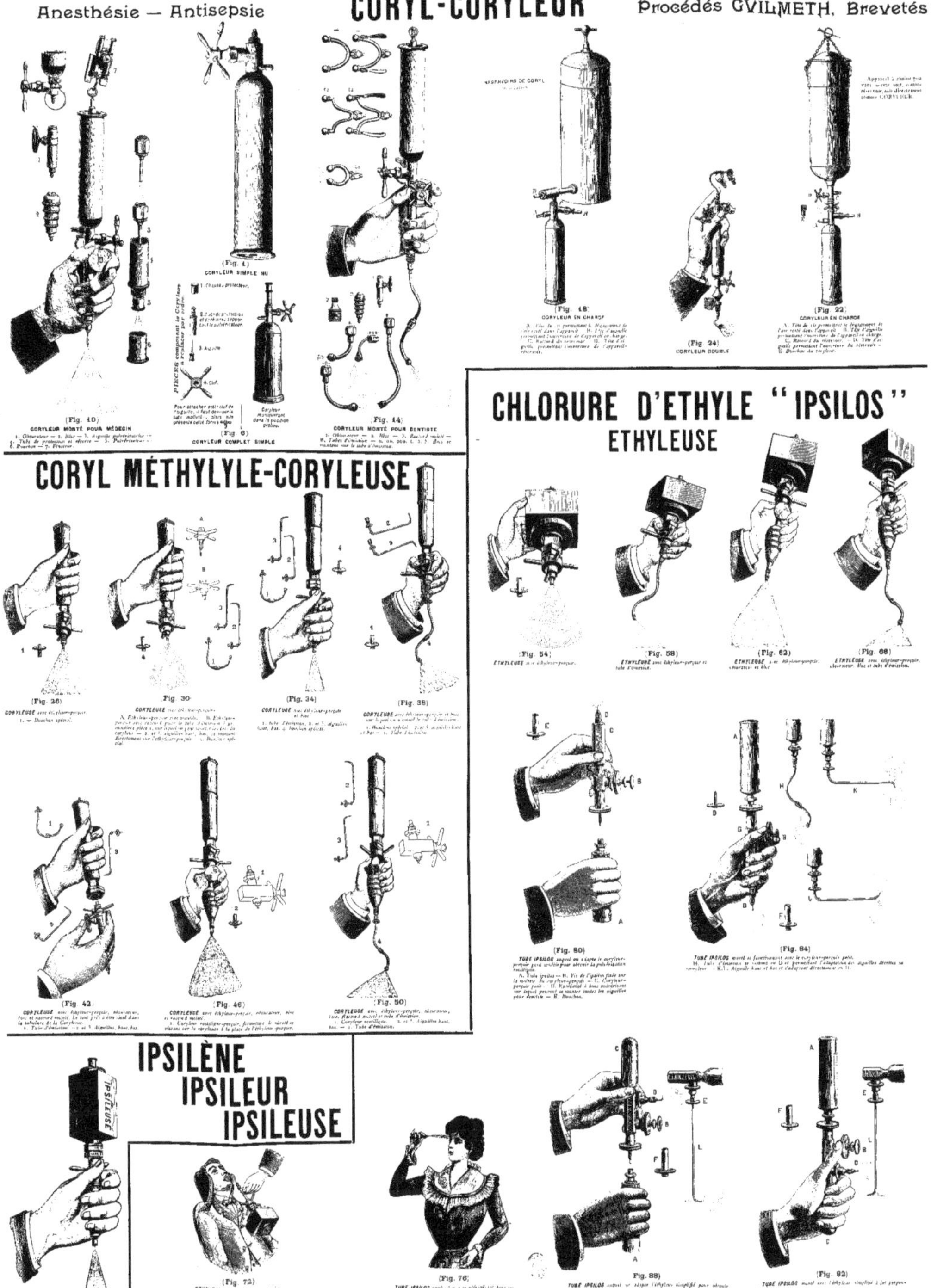

Vente exclusive : PHARMACIE CENTRALE de FRANCE, Charles Buchet et Cie, Successeurs de Menier, Dorvault et Cie, E. Genevoix et Cie, 21, Rue des Nonnains-d'Hyères, Paris.

www.ingramcontent.com/pod-product-compliance
Ingram Content Group UK Ltd.
Pitfield, Milton Keynes, MK11 3LW, UK
UKHW020232200726
13856UKWH00004B/1728

9 782011 941053